**내 몸의 병을 내가 고치는
우리 집 건강 주치의, 〈내 몸을 살린다〉 시리즈 북!**

현대인들에게 건강관리는 자칫 소홀히 여겨질 수 있는 부분이기도 합니다. 소 잃고 외양간 고친다는 말처럼, 큰 질병에 걸리고 나서야 건강의 소중함을 깨닫는 경우가 적지 않기 때문입니다. 이에 〈내 몸을 살린다〉 시리즈는 일상 속의 작은 습관들과 평상시의 노력만으로도 건강한 상태를 유지할 수 있는 새로운 건강 지표를 제시합니다.

〈내 몸을 살린다〉는 오랜 시간 검증된 다양한 치료법, 과학적 · 의학적 수치를 통해 현대인들 누구나 쉽게 일상 속에 적용할 수 있도록 구성되었습니다. 가정의학부터 영양학, 대체의학까지 다양한 분야의 전문가들이 기획 집필한 이 시리즈는 몸과 마음의 건강 모두를 열망하는 현대인들의 요구에 걸맞게 가장 핵심적이고 실행 가능한 내용만을 선별해 모았습니다. 흔히 건강관리도 하나의 노력이라고 합니다. 건강한 것을 가까이 할수록 몸도 마음도 건강해집니다. 책장에 꽂아둔 〈내 몸을 살린다〉 시리즈가 여러분에게 풍부한 건강 지식 정보를 제공하여 건강한 삶을 영위하는 든든한 가정 주치의가 될 것입니다.

자연치유,
내 몸을 살린다

임성은 지음

모아북스
MOABOOKS

저자 소개

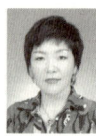

임성은　e-mail : royalangel@paran.com

한양대학교에서 국어국문학을 전공하고, 덕성여대 산업미술학과를 졸업, 현재 해독, 비만 및 영양치유에 대한 강의와 건강 칼럼리스트로 활동하고 있으며, 특히 그의 저서 〈다이어트, 내 몸을 살린다〉, 〈천연화장품, 내 몸을 살린다〉, 〈효소, 내 몸을 살린다〉는 건강서적 분야 베스트셀러로 폭넓게 익히고 있다.

자연치유, 내 몸을 살린다

1판 1쇄 인쇄 ┃2012년 06월 05일
1판 1쇄 발행 ┃2012년 06월 16일

자은이 ┃임성은
발행인 ┃이용길

발행처 ┃ 모아북스
MOABOOKS
관리 ┃정 윤
디자인 ┃이룸

출판등록번호 ┃제 10-1857호
등록일자 ┃1999. 11. 15
등록된 곳 ┃경기도 고양시 일산구 백석동 1332-1 레이크하임 404호
대표 전화 ┃0505-627-9784
팩스 ┃031-902-5236
홈페이지 ┃http://www.moabooks.com
이메일 ┃moabooks@hanmail.net
ISBN ┃978-89-97385-13-3　　03570

자연치유, 질병을 치료할 수 있다

많은 이들이 40~50대를 지나면서 건강에 이상 징후들을 느끼게 된다. 그런데 최근에 실시된 다양한 건강 관련 연구 결과들 중에 주목할 만한 내용이 하나 있다. 갱년기 이후 건강의 50%는 그 이전에 얼마나 건강관리를 잘했느냐에 달려 있다는 것이다.

다시 말해 어린 시절부터 갱년기에 이르기까지 식습관과 생활습관을 얼마나 건강하게 유지했는가가 노년까지 영향을 미치며, 바꿔 말하면 이는 과거의 잘못된 생활습관이 갱년기 이후 질병을 불러온다는 의미다. 하지만 이 사실을 깨닫고 질병을 탓하기 전에 자신의 지나온 습관을 탓하는 이들은 많지 않다.

실로 현대인들의 질병 상태를 보자. 현대를 살아가는 우리는 미디어의 발달 등 많은 요인으로 건강 정보를 훨씬 수월하게 얻고 건강과 장수, 질병에 대해 높은 관심을 가지고 있음에도 현대의학의 신기원도 해결해주지 못하는 다양한 질병들을 앓고 있는 환자 수는 증가하는 시대에 살고 있다. 최근 등장한 질병들만 봐도 이 사실은 분명해진다.

최근 사망률의 상위를 차지하고 있는 암과 고혈압, 심혈관 질환, 당뇨 등은 어떤가? 많은 이들이 노심초사라고 할 만큼 이 질병들에 주의를 기울이고 수시로 병원을 드나들고 있음에도 환자 수가 감소할 기미는 보이지 않는다. 이는 우리가 알고 있는 이 병들이현대식 병원을 상징하는 서양의학으로는 완전 치유가 어려운 병들임을 반증한다.

실로 이런 병들은 병원 치료로 일시적으로 증상을 완화하는 것은 가능할지 모르나, 생활습관과 식습관을 바로잡지 않으면 곧바로 증상이 재발하며 모든 치료가 원점으로 돌아가게 된다는 점에서, 단순 질병이 아닌 생활습관 병으로 분류해야 할 것이다.

새롭게 부는 대체의학의 시대

암과 당뇨, 심혈관 질환 등의 질병을 앓고 있는 이들에게는 한 가지 공통점이 있다. 오랜 세월 동안 근원적인 영양 불균형과 스트레스상황을 유지해왔다는 점이다. 이는 즉 갱년기 이전의 무질서한 습관이 갱년기 이후의 질병을 불러온 셈이 된다.

뿐만 아니다. 비단 갱년기 이후가 아니라도 불과 10대부터 아토피와 비만, 심혈관 질환 등을 앓게 되는 경우는 물론 한창 활동할 나이인 20대와 30대에도 질병 발생률이 높아지고 있다.

그렇다면 여기서 질문을 하나 던져봐야 한다. 과연 우리가 건강관리라고 생각했던 것들이 정말로 유효했는지, 나아가 질병이 걸렸을 때 병원을 찾아 치료를 하는 것만이 정말로 유일한 치료 방법이었는지 말이다. 나아가 우리는 이 같은 의문에서 시작해서, 질병 그 차제보다는 그 질병의 원인에 주목해 이를 치료하고자 하는 대체의학에도 주목해볼 필요가 있다.

대체의학은 기본적으로 '우리 몸 안에 의사가 있다'는 견지에서 시작된다. 모두가 알다시피 서양의학은 의사가 환자를 진찰해 화학약제로 증상을 완화하고 위급 시 수술을 집도하는 대증요법 중심 의학이다. 반면 대체의학은 식이요법, 해독요법, 심리요법 등의 자연친화적인 방법을 통해 자연치유력이라는 우리 몸 안의 면역 밸런스를 최대한 높여 우리 몸이 스스로 질병을 치유하도록 돕는 것이 주된 목적이다.

우리 몸 안의 의사, 자연치유력

한 예로 감기를 보자. 감기에 걸렸을 때 바쁜 생활을 하는 이들은 감기약을 처방받거나 주사를 맞는 것으로 치료를 한다. 그럴 시 증상은 완화되지만 거기에는 또 하나의 복병이 숨어 있다. 수많은 화학약제들의 본래 우리 몸이 가진 질병 퇴치 능력까지 파괴해버린다는 점이다.

예를 들어 감기 바이러스가 들어오면 우리 몸은 면역방어체계를 작동해 바이러스를 막아내는 백혈구를 내보낸다. 이때 화학약제가 체내에 투입될 경우 그 약제가 악성 감기 바이러스뿐만 아니라 백혈구까지도 모조리 파괴함으로써 면역체계는 제대로 작동해보기도 전에 힘을 잃고 만다.

그렇다면, 만일 우리에게 좀 더 많은 시간 여유가 있다면 어떨까? 대다수는 아마 뜨거운 국물과 차를 마시고 땀을 내며 깊은 숙면을 취함으로써 면역체계를 더욱 북돋아주는 자연적 치료 방법을 선호했을 것이다.

이 책은 바로 그 자연치유력에 대한 개괄을 담은 책으로서, 스스로 질병을 방어하고 치료하는 우리 몸의 놀라운 면역 체계와 이를 단련시켜 불치병까지도 치료하는 자연 치유법을 소개하고 있다.

-평소 건강에 관심이 많은 분들
-잦은 질병치레에 시달리는 분들
-만성질환에서 벗어나지 못하는 분들
-습관적인 병원 방문이 꺼려지는 분
-평소 건강관리가 중요하다고 생각하는 분들

많은 분들이 이 책을 통해 체내 자연치유력의 힘을 경험하고 이를 생활 속에서 응용하기를 바라는 마음으로 썼다.

임성은

3장 자연치유 요법 무엇이 있는가?

4장 내 몸을 살리는 자연치유에 대한 궁금점

5장 자연치유로 병을 극복한 사람들

자연치유요법, 병든 몸을 치유하는 최상의 건강법이다

1장 자연의 힘으로 질병을 치료한다

1) 서양의학의 한계에서 시작된 자연치유의 세계

- 왜 열심히 치료 받는데도 병은 낫지 않을까?

암은 우리 모두가 두려워하는 병의 일종이다. 우리나라의 경우도 위암, 대장암, 유방암 등 다양한 암이 매해마다 사망률 1, 2위를 기록한다. 실로 OECD의 조사에 의하면 우리나라에서 암으로 인한 사망자 수는 10만 명 당 160명 가량이다. 즉 인구수를 5천만 명으로 잡을 때 우리들 중에 16만 명은 암으로 사망한다는 의미다.

나아가 이는 OECD 평균인 141명을 웃도는 것은 물론, 일본 120명에 비해서도 많은 수치이며, 25개국 중에 몽골의 암 사망률 수치인 289명에 이어 두 번째로 높은 수치라고 한다.

그런데 더 놀라운 것은 항암 치료 비율이다. 2004년 국립 암센터와 서울대병원 팀이 합동 조사한 결과 우리나라 암 사망자들은 사망 6개월 전, 3개월 전, 심지어 한 달 전에도 각각 48.7%, 43.9%, 30.9%가 항암치료를 받았다. 이는 미국의 항암치료 비율의 3배에 달하는 수준이다.

그렇다면 고통스러운 항암치료를 견뎌내는 사람은 많은데, 어째서 그에 반해 사망자 수는 늘어만 가는 것일까? 과연 이런 현실이 난치병이라고 불리는 암 치료에서만 벌어지는 현상일까?

- 암세포는 항암 치료로 궤멸이 어렵다

암세포는 끈질긴 생명력을 갖고 있다. 실로 암세포는 종양을 제거하는 수술을 받은 후 99%가 죽어도, 만일 1%라도 살아남으면 문제가 될 수 있다. 비단 1%의 암세포라 해도 종양 면적 대비로 치면 수백 만 개가 살아남은 셈이기 때문이다.

이렇게 살아남은 암세포는 또 다시 세포를 복제해 무서운 속도로 증식하고, 특히 항암치료를 받은 뒤의 증식일 경우는 항암제에 대한 강한 내성을 가진 돌연변이로 자란다. 즉 잘라내고 태워 죽이는 방식만으로는 완벽한 제거가 불가능하다는 의미다.

이런 상황에서 위에서 살펴본 월등히 높은 항암치료 비율, 심지어 사망 1개월이나 3개월 전에도 실시하는 과도한 화학적 항암치료는 우리의 삐뚤어진 의료현실을 반영한다고밖에 볼 수 없다.

그렇다면 과연 암을 이겨내는 방법, 나아가 또 다른 질병들을 이겨내는 방법이 오직 병원에서 시술하는 절제술이나 화학치료밖에 없는 것일까?

앞으로 점차 늘어나게 될 다양한 불치병과 난치병, 생활습관 병에 대비해 반드시 우리는 이 질문에 대답해봐야 할 것이다.

- "방법이 없다"는 의사의 말을 무시하라

현대의학의 시작은 바이러스 치료에 기점을 두고 있다. 세계 곳곳마다 페스트와 이질 등 다양한 세균성 질병이 번지면서 수만, 수백만의 사망자가 발생했을 때 인류를 구원

할 새로운 물질이 개발되었는데 이것이 바로 항생제의 대명사라고 알려진 페니실린이다. 페니실린의 효험은 그야말로 혁신적이었고, 이로 인해 수많은 이들의 질병이 완치되었다. 나아가 이 같은 획기적인 항생물질의 개발에 고무된 수많은 화학자들이 이후 다양한 화학약제를 개발함으로써 서양의학의 우월한 위치를 확고히 할 수 있었다.

실로 현대병원에서 사용하는 많은 약제들은 '항'이라는 머릿글자를 달고 있다. 항히스타민제, 항고혈압제, 항암제 등도 바로 이와 어원을 같이 한다. 물론 이런 약제들의 효용을 완전히 무시할 것은 아니지만, '항'은 결국 대항이라는 의미를 가진 공격적인 어원이다. 즉 공격적 치료가 현대의학의 중점적인 화두가 됨으로써 습관적 화학약제의 투입으로 인한 인체 본연의 재생력, 즉 면역체계의 파괴는 무시되는 경우가 많았으며, 나아가 이로 인한 부작용과 고통은 고스란히 환자의 몫으로 떠넘겨지게 되었다.

뿐만 아니라 이 같은 대항적 치료만으로는 해결할 수 없는 수많은 질병들이 현대인들을 공격하고 있는 이 시점에서까지 항약물제재에만 의존하는 것은 우리의 건강을 치명적인 위험 속으로 밀어 넣는 것과 다르지 않다.

실로 병원에 "방법이 없다"는 말을 듣게 될 때 환자는 무기력증에 빠진다. 이는 '대항적 치료'만으로는 완치할 수 없다는 뜻임에도, 의사들은 아무렇지도 않게 "우리로서는 어쩔 수 없다"며 발뺌을 한다. 이들에게 치료란 화학물질의 치료에 한정되어 있기 때문이다.

그렇다면 이런 상황에서 우리는 우리 자신의 건강을 어떤 방식으로 지켜야 할까?

그 해답의 시작은 바로 자연치유력에 있다. 다음 장을 연이어 보도록 하자.

* **치료약이 없는 다양한 질병들**

다음의 질병들은 화학제재로는 결코 완치할 수 없는 질병이다.

_ 난치성 질환 : 암, 자가면역질병, 아토피, 자율신경 실조증

_ 만성병 : 당뇨병, 심혈관 질환, 고혈압

_ 기타 : 신경성 장애, 정신질환

2) 자연이 가장 훌륭한 의사다

- 자연을 거스르는 현대인들의 삶

우리는 "인간은 자연의 일부"라는 말을 즐겨 쓴다. 하지만 이 한 치 거짓 없는 진실을 몸으로 실천하는 이들은 많지 않다. 바쁜 생활 속에서 끼니 챙겨먹기도 보통 일이 아니고, 건강을 위해 먹는 음식들도 수많은 식품 첨가물과 방부제, 화학 성분과 잔류 농약에 오염되어 있다. 그 외에도 잘못된 식습관으로 인한 비만과 영양 불균형, 다양한 환경오염 등등 장애물이 어디에나 산재해 있다.

그뿐만 아니라 복잡해진 분업체계와 과학의 발달로 도시인들은 대다수가 운동부족 상태에 빠져 있는 것도 큰 문제 중에 하나다. 1998년에는 26.0%였다. 우리가 평균 비만율이 2007년 31.7%로 약 10년 사이에 5.7% 늘었다.

본래 자연의 법칙에 따라 몸을 움직이고 적절한 활동을 해야 함에도 대부분이 사무실이나 아파트에 갇혀 있는 탓에 벌어지는 현상이다.

뿐만 아니라 과도한 업무로 인한 수면 부족, 스트레스 등

사실상 현대인들은 자연의 일부가 아닌 자연을 거스르는 존재로 살아가고 있다고 보는 것이 옳을 것이다.

- 건강한 공기와 물만으로도 우리 몸은 건강해진다

코넬 대학교 연구팀에서 발표한 바에 의하면 전 세계 사망률 40%는 수질, 공기 그리고 토양 오염으로 인한 것이라고 한다. 또한 세계보건기구(WHO) 역시 최근 급격한 질병 증가의 주요 원인이 환경오염이라고 밝혔다.

이 연구에 의하면 전 세계 60억 인구 중에 12억 인구는 깨끗한 물 부족으로 고통 받고 있으며, 전염성 질환의 80%도 바로 물의 오염에서 시작된다고 한다. 또한 이런 수질 오염으로 인한 학질모기로 인한 사망자 수도 매해 120만에서 170만 명에 이른다. 또한 매년 300만 명이 공기오염으로 사망하고 있으며, 스모그 및 다양한 화학물질로 인한 공기오염으로 또 다시 매년 300만 명이 사망하고 있다.

이 같은 상황에서 우리가 겪고 있는 다양한 질병들도 이 환경적 요인에 영향을 받았다는 것을 알아야 하며, 반대로 오염되지 않은 맑은 물과 공기가 질병을 치료한다는 점도

염두에 두어야 할 것이다.

실로 산소는 인체의 면역체계에 중요한 역할을 담당한다. 산소가 부족할 경우 인체 면역체계가 손상됨으로서 각종 질병이 발생하는 것이다. 반대로 KBS 환경스페셜 '생명의 조건 산소' 편에서도 설명했듯이 숲에서 암이나 고혈압 등을 치료하는 경우도 적지 않다. 건강한 산소 공급이 백혈구의 활성을 도와 질병을 치료하는 것이다.

나아가 물 역시 인체 대사를 돕고 산소와 영양을 운반하며 독소를 배설하기 위해 반드시 필요한 물질로서 자연치유의 기본이 된다. 실로 티벳의 훈자나 에콰도르의 빌카밤바 같은 유명한 장수도시들의 공통점 중에 하나는 맑은 물을 가졌다는 점이다.

- 건강한 식습관도 자연치유의 시작이다

자연치유에서 식습관은 중요한 열쇠가 된다. 자연치유력의 극대화를 통해 질병을 치료하는 대체의학의 경우, 먹는음식이 곧 몸을 구성하며, 음식 자체가 몸의 질병을 고치는약이 되며 "음식으로 고치지 못하는 병은 약으로도 고칠 수 없다"는 히포크라테스의 이론과 맥을 같이하고 있다.

건강을 잃지 않으려면 어떤 음식을 어떻게 먹고, 진정으로 우리 몸에 도움이 되는 영양 요소는 무엇인지 한번쯤 돌이켜볼 필요가 있는 셈이다.

실로 암 연구 권위자인 윌리엄 리진스키 박사는 "대부분의 암은 30~40년 전에 먹은 음식이 원인"이라고 말한 바 있다. 이는 결국 내가 오늘 먹는 음식이 내 몸을 구성한다는 의미다.

이는 조금도 쉼 없이 벌어지는 우리 체내의 세포분열 작용을 보면 알 수 있다. 우리 인체 세포는 우리가 섭취하는 단백질과 효소 등등 생체 활동에 관여하는 여러 영양소들의 결합과 활동으로 만들어진다.

즉 우리가 섭취한 영양 요소가 얼마나 건강한가에 따라 세포의 질도 달라진다.

또한 일정한 기간 동안 활동한 세포는 몇 달 또는 늦어도 1년 안에 체외로 탈락하고 새로운 성분들이 또 다른 세포를 만들어내는 전환이 이루어지는데, 이는 한때 불량한 식생활을 영위해왔더라도 식습관을 바로 잡고 건강한 식생활을 영위하면 새 몸이 만들어진다는 의미이다.

이런 면에서 식탁 앞에서 항상 '무엇을, 어떻게, 얼마나' 먹을 것인가를 생각하는 것이야말로 자연치유력을 높이는 가장 중요한 부분이라고 할 수 있다.

3) 대체의학으로 질병의 뿌리를 뽑을 수 있다

- 균형과 조화를 중시하는 대체의학의 세계

대체의학은 쉽게 말해 자연의 원리를 이용한 치유법이다. 자연에 존재하는 음식물과 공기, 식물 등을 폭넓게 사용해 자연 치유력을 키워 인체 스스로 병을 이겨내도록 조율하는 것이다.

또한 대체의학은 대증요법을 주로 사용하는 현대의학과 달리 신체 한 부분에만 치료를 가하는 것이 아니라 몸 전체의 리듬과 흐름을 조정한다.

즉 서양의학이 인체를 수학적으로 파악한다면, 대체의학은 인체를 유기적이고 전체적으로 바라보며, 근본적으로 몸을 변화시켜, 질병을 치유하고 질병 자체가 생겨날 수 없도록 몸의 균형과 조화를 북돋는 의학인 것이다.

　나아가 현재 대체의학은 암과 당뇨병, 심혈관 질환, 아토피와 같은 만성 생활 습관병 치료에 적극적으로 응용되면서 서양의학의 한계를 극복하고자 하는 노력의 일부가 되어가고 있다.

- 대체요법으로 암을 고친 사람들

　암을 한자로 쓰면 '癌' 이 되는데 그 의미를 풀이해보면 '입에 산처럼 쌓여서 생긴 병' 이다. 즉 많이 먹어서 생기는 병이라는 것이다.

　현재까지 밝혀진 바로 암은 말 그대로 식생활이 그 원인일 확률이 35% 이상이라고 한다. 불균형한 식생활과 나쁜 식습관으로 쌓인 독성물질 등이 몸 안의 DNA를 변이시키면서 정상세포가 암세포로 돌변하는 것이다.

　그런데 이 암을 단순히 항암치료로 제거하겠다는 것은 무리한 생각이다. 앞서서도 말했듯이 항암치료는 암세포뿐만 아니라 정상세포까지도 파괴한다.

　나아가 암 발생 부위를 도려내는 절제술도 문제다. 우리의 내장 기관은 각각의 기능에 따라 적합한 용적으로 구성되어 있는 중요한 기관이다. 그런데 암세포의 제거라는 목적 하에 장기의 일부를 잘라내는 것은 장기적으로 치명적인 영향을 미칠뿐더러 막대한 체력을 소모하게 함으로써 암세포를 이겨내는 인체의 자연 면역기능을 극도로 떨어뜨리게 된다.

이런 상황에서 대체치료는 반대의 관점으로 치료에 임한다. 암과의 긴 싸움을 정신력과 체력의 싸움으로 보고, 정신적으로는 암과 싸워 이길 수 있다는 자신감을 심어주고, 육체적으로는 영양 상태와 면역 상태를 최상으로 끌어올리는 방법을 사용한다.

실로 전문가들은 자연치유력을 높이는 생활을 6개월 이상 유지할 경우 암을 억제할 수 있는 인체 항상성이 급증한다고 말한다.

즉 이제는 자연치유력을 높이는 다양한 대체치료를 통해 현대 항암치료의 고통에서 벗어나 병의 근원부터 치료할 수 있는 길을 찾아야 한다.

또한 6개월 동안 몸을 성의 있게 돌봄으로써 자연치유력이 높아졌다 하더라도 중요한 것은 이후다. 많은 이들이 병에 걸렸을 때는 조심스러운 식생활과 생활습관을 유지하다가도 예후가 좋아지면 그 다짐을 까맣게 잊고 방심하다가 병이 재발하는 경우가 많다. 그런 면에서 대체치료는 병원 문을 나서는 순간 끝나버리는 일시적 치료가 아닌 생활 전반을 자연친화적으로 변화시켜 병의 재발을 막고 지속적인 건강 상태를 유지하기 위한 일종의 예방의학이라고 할 수 있다.

또한 설사 병에 걸렸다 하더라도 자연의학이 가르치는 생활습관을 적극적으로 수용하고 실천하면, 일시적인 효과를 기대하고 수동적으로 치료법을 실행하는 사람보다 좋은 결과를 얻을 수밖에 없다.

즉 자연의학과 대체의학이 어떻게 질병을 치료하는가가 궁금하다면, 그에 앞서 자연적 생활요법이 우리 몸을 어떻게 바꾸는지, 과연 그 습관을 어떻게 생활 속에서 유지할지를 먼저 고민해봐야 하는 이유가 여기에 있다.

그렇다면 자연의학, 대체의학은 과연 어떤 원리로 치료를 진행하며 우리 몸과 질병에 효율적이고 안전하게 작용할 수 있을까?

이 질문의 답은 다음 장에서 살펴보도록 하자.

4) 자연요법은 안전한가?

- 자연의학은 자연이 준 선물이다

오래전 병원을 이용하기가 쉽지 않았던 시절, 우리는 질병에 걸리면 화학약재 대신 주변에서 구할 수 있는 다양한 약초들이나 식품들을 이용해 병을 치료했다.

이는 음식으로도 고치지 못하는 병은 약으로도 고칠 수 없다고 말했던 서양의학자 히포크라테스가 주장했던 약식동원, 즉 음식으로 병을 고친다는 원리와 비슷하다.

이처럼 오래 전에는 서양도 동양과 마찬가지로 질병을 대하는 태도가 지금과는 사뭇 달랐음을 알 수 있다.

나아가 자연의학에 이용되는 원리는 비단 약식동원뿐만이 아니다.

병 치료제를 자연에서 그대로 얻었듯이 그 외에도 신선한 공기와 바람 속에서 몸을 다스리는 법, 몸을 따뜻하게 해서 면역력을 높이는 치료법, 쑥 등 향기가 강한 식물을 이용한 요법, 침으로 맥을 다스리는 요법 등 수많은 종류의 자연치료가 존재한다.

최근 그 놀라운 효능들이 인정되어 중요한 대체의학으로 여겨지는 아로마요법, 풍욕법, 침술요법, 온열요법 모두가 사실은 우리 조상들이 이미 오래전부터 자연이 준 선물을 질병 치료에 활발하게 이용해 다른 것을 보여준다.

- 건강한 장수를 위한 장기적 의학

우리의 평균 수명은 나날이 늘고 있다. 하지만 만일 그 삶이 건강한 장수가 아닌 '병원 쇼핑'에 매몰되어 있는 삶이라면 자연치료로 몸의 균형과 조화를 중시했던 우리 조상들보다 건강하다고 말할 수 없을지도 모른다.

100년을 산다 한들 20년을 병원에서 보내야 한다면 그 또한 죽음에 버금가는 고통이기 때문이다.

사실상 현대의학에서 시행하는 절제술과 극단적 치료는 한꺼번에 병을 뜯어고치겠다는 발상과 거리가 멀지 않다.

이는 그만큼 병이 악화될 때까지 자기 몸을 돌보지 못하고 있는 현대인의 슬픈 초상을 보여주기도 하지만, 동시에 현대의학이 그런 이들의 삶 전반을 돌보는 데 역부족이라는 사실을 증명하기도 한다.

반면 대체의학은 기본적으로 자연에서 나오는 재료를 이용함은 물론, 장기적이고 조화로운 관점에서 질병 치료 역시 장기간 평생에 걸쳐 이루어져야 한다고 가정하는 만큼 수술 한 번으로 질병을 도려내겠다는 무리한 시도와는 거리가 멀다. 현대의학의 치료법으로는 완치율이 낮은 암과 당뇨병, 심혈관 질환의 경우 대체의학을 통해 치료되는 경우가 많은 것도 이 때문이다.

- 보완의학으로 발전하고 있는 자연의학

최근 들어 자연의학과 대체의학을 보완적 의학으로 도입해 서양의학과 동시에 진행하는 병원들이 늘고 있다.

이전까지 서양의학이 자연의학에 대해 무심하거나 폄하하는 태도를 보여왔다면, 이제는 많은 의학자들이 자연의학의 필요성을 깨닫고 이를 서양의학에 도입하고 있는 것이다.

이는 서양의학만으로는 넘을 수 없는 질병의 한계가 공공연히 인정되고 있을 뿐만 아니라 이전까지는 '과학적으로 검증할 수 없다'고 여겨졌던 자연의학의 효능들이 속속 증명되고 있기 때문이다.

　이는 분명히 일시적인 질병 치료뿐만 아니라, 건강한 삶 자체를 추구하는 현대인들에게는 반가운 소식이 아닐 수 없다.

　그렇다면 과연 자연의학은 의학적으로 어떤 부분에 중점을 두고 치료를 진행할까?

　흔히 자연의학은 몸의 근본을 바꾸는 의학으로 알려져 있다. 그런데 이 정의의 중심에는 한 가지 반드시 기억해야 할 단어가 있다. 바로 '면역력'이라는 단어다.

　다음 장을 살펴보면 자연의학이 우리 몸의 면역력과 어떤 관계를 가지며 어떤 방식으로 치료를 진행하게 되는지를 알 수 있을 것이다.

2장 면역력, 그 안에 답이 있다

1) 모든 질병의 시작은 면역력 저하 때문이다

- 우리 몸의 균형, 면역력을 알아야 한다

면역력은 인류가 처음 태어난 이래 온갖 질병들과 싸우며 체내에 갖추어놓은 강력한 방어 체계를 의미한다. 즉 면역력은 우리 인체에 본래부터 자리 잡고 있는 건강의 파수꾼이자 질병과 싸우는 가장 강력한 힘이며, 아프거나 고장난 곳을 수리하는 최고의 의사다.

실제로 많은 의사들이 이 면역력만 제대로 강화시키면 질병 걱정을 할 필요가 없다고 말한다. 반면 이 면역력이 없다면 심지어 감기만으로도 목숨을 잃을 수 있다.

더 놀라운 사실은 감기뿐만 아니라, 우리가 흔히 알고 있는 암과 당뇨 같은 현대병, 나아가 사소한 다른 질병들도 면역력 상실에서 시작된다는 점이다.

한때 전 세계를 들끓게 한 신종플루을 보자. 여기서 한 가지 중요한 사실이 발견되었는데, 똑같이 신종플루에 노출되어도 누구는 병에 걸리는가 하면, 누구는 걸리지 않았다는 점이다.

어떤 사람은 심하게 고열을 앓고 목숨까지 잃는 반면, 어떤 사람은 가벼운 감기처럼 겪고 지나간 것이다.

다시 말해 같은 환경에서도 면역력이 강하면 심각한 질병들이 발병할 틈이 없지만, 만일 면역력이 약해지면 심각하거나 사소한 질병들이 우리 몸을 지배하게 된다는 점에서, 질병의 시작을 막는 가장 좋은 방법은 백신이나 약이 아닌 이 방어체계를 튼튼히 구축하는 일이 될 것이다.

- 면역력의 핵심은 세포다

면역력의 핵심은 우리 몸의 세포, 나아가 그 세포 안에 존재하는 미토콘드리아다. 인체는 무수한 세포들이 모여 만든 결집체이며, 이 각각의 세포 내에서 호흡하는 것이 미토콘드리아인데, 우리 몸이 병에 대항해 싸우는 힘도 이 미토콘드리아의 힘이 얼마나 강한가에 따라 결정된다.

예를 들어 이 미토콘드리아가 제대로 호흡하고 건강하게 관리되면 신진대사가 활발해져 질병의 저항력도 커지지만, 그 반대일 경우 작은 바이러스 하나만 들어와도 몸 기관이나 조직 세포가 오염되어 생명력이 저하되는 것이다.

한편 우리 몸의 면역 시스템을 통칭해서 림프구라고도 부른다. 세부적으로 나누어보면 림프구는 T세포, B세포, NK 세포 등이 핵심을 이루는데, 백혈구 중에서도 가장 강력한 힘을 가진 백혈구라고 할 수 있다. 따라서 이 림프구를 강화시키면 우리 체내의 면역력도 높아지게 된다.

그렇다면 이 면역 체계는 체내에서 어떤 기능을 수행할까?

첫째는 외부 침입 물질인 세균, 바이러스, 기생 물질들을 인식하는 것.

둘째는 침입해온 각각의 병원체에 개별적으로 명확하게 반응하는 것.

셋째는 한번 싸우면 그것을 기억해 이후 같은 침입자가 나타나면 신속하게 대처하는 것이다.

이를 통해 우리 체내의 면역 체계는 강력한 방어막을 결성해 외부의 침입에 대비한다.

또 하나, 우리 면역 체계는 자가치유력을 가진다. 자가치유력이란 지금의 상태를 건강하게 유지하며 병원균을 퇴치하고 손상된 조직을 재생시키는 능력으로서, 만일 이것이 없다면 우리는 넘어져서 무릎만 다쳐도 그 안으로 바이러스가 감염되어 죽을 수 있다. 나아가 이런 자가치유력은 상처 회복에만 동원되는 것이 아니다.

독일광부전문병원의 수석전문의인 구스타프 드브스 교수는 실제로 인체는 질병 중에 약 60~70%를 스스로 치유한다고 밝힌 바 있는데, 이는 면역 체계가 강할 경우 질병을 스스로 퇴치할 수 있다는 의미이다.

* 면역 체계의 주요 기능

방어 : 외부로부터 침입하는 세균, 바이러스, 독성 물질로부터 인체를 지켜준다.

정화 : 각종 오염물질과 중금속, 면역세포에 의해 퇴치된 죽은 세균과 바이러스 등을 깨끗하게 청소해 인체의 외부로 배출한다.

재생 : 훼손된 기관을 재생하여 건강을 회복해 준다.

기억 : 인체에 침입한 각종 질병인자(항원)를 기억했다가 다시

　　침입할 시 항체를 만들어 대항한다

- 암은 면역력의 약화가 주 원인이다

　최근 암 환자의 면역 기구를 강화시키고 활성화시켜 암을 치료하는 면역요법 또는 림프구 요법이 활발하게 시행되고 있다. 이는 암 환자의 혈액에서 채취한 림프구를 배양을 통해 인공적으로 증식시켜 공격력을 강화시킨 다음 다시 체내에 주입하는 방법으로서, 암을 죽이는 인체 고유의 세포인 NK 세포를 강화시켜 암을 자연적으로 퇴치하기 위함이다.

　현재 세계의 많은 병원들이 이 림프구 면역요법으로 나름의 성과를 얻고 있는데, 이 같은 치료법이 등장할 수 있었던 배경에는 암 또한 면역력의 약화로 발생한다는 주장이 받아들여졌기 때문이다.

　암세포는 우리 몸을 구성하는 60조 개의 세포들의 일부

가 반란을 일으키면서 생성된다. 본래는 정상적인 세포이던 것이 여러 문제로 삐뚤어지고 변형되어 암세포가 되는 것이다. 그러나 다행히 우리 몸에는 이런 세포의 변이를 감시하고 복구하는 세포가 있다. 바로 우리 몸의 암 공격체인 NK 세포이다.

앞서도 언급했듯이 우리 몸속에서는 정상적인 세포가 끊임없이 암세포로 돌연변이하고 있다. 그럼에도 이렇게 생긴 암세포가 모두 암으로 발전하는 것은 아니다. 이것은 우리 몸에 선천적으로 내장된 암 면역세포인 NK 세포가 새로 생긴 암세포를 꼼꼼하게 찾아 파괴하기 때문이다.

문제는 이런 NK 세포도 인체가 나이가 들면 노화하고 약화된다는 점이다.

우리 몸에는 NK 세포 외에 T세포와 B세포라는 다른 면역 세포들도 존재하는데, 이 나머지 면역 세포들은 노인이 되어도 갓난아이와 다름없는 힘을 발휘하는 반면, 암을 공격하는 NK 세포만큼은 급격히 약화된다. 이것이 노인층에서 암이 많이 발생하는 이유이다.

그렇다면 이 같은 면역력의 약화는 어떤 요인때문일까? 다음 장을 연이어 살펴보자.

2) 면역력을 저하시키는 다양한 요인 무엇이 있나요?

- 면역체계를 망가뜨리는 잘못된 습관

우리는 평균 80년을 산다고 칠 때 약 3만 일을 살아간다. 이 긴 시간 동안 우리 몸을 어떻게 다루느냐에 따라 건강의 수준도 달라진다. 매일 매일을 나쁜 습관을 행하며 사는 사람보다는, 매일 매일 바르고 건강하게 보낸 사람이 훨씬 건강할 수밖에 없는 것이 인지상정이다.

그리고 이런 매일의 습관들과 밀접한 관계를 가지는 것이 바로 우리의 면역 체계이다.

우리 몸의 면역력은 어느 날 갑자기 향상되거나 추락하는 것이 아니다. 결과적으로 작은 생활습관들이 모여서 만들어내는 결과물이다.

즉 우리 몸의 면역력은 애초에 그 어떤 백신보다도 강력한 질병 방어 도구지만, 무질서한 생활이 타고난 면역력을 제대로 발휘할 수 없게 만들고 있다. 환경오염과 식습관의 변화, 잘못된 생활습관 등이 우리 몸의 면역 균형을 제대로 작용할 수 없게 만드는 것이다.

- 유해 환경을 피하라

이제는 뉴스나 언론에서 경고하는 심각한 환경오염을 심각하게 받아들여야 한다. 이는 이 오염이 몸 자체를 오염시킬 뿐 아니라 질병에 대한 저항력까지 떨어뜨려 여러 질환을 불러오기 때문이다. 이는 산소의 오염을 뜻하는 대기오염과 물의 오염을 뜻하는 수질오염이 중점적이지만, 아토피와 천식과 같은 유해 화학물질에 의한 오염도 포함된다.

따라서 최대한 공기와 수질, 유해물질의 노출에 신경 쓰고, 그렇지 못한 환경이라면 정기적으로 물과 공기가 맑은 곳을 찾아 유해환경에서 쌓인 체내의 독성물질을 배출하고 해독해야 한다.

- 스트레스와 과로를 피하라

매일 커다란 중압감이나 정신적 자극을 겪을 경우 우리의 면역 체계는 심각하게 파괴된다. 가장 먼저 호르몬 균형이 무너져 부신이 비대해지거나 위와 십이지장에 궤양이 나타나면서 1차적 파괴가 일어나고, 호르몬뿐만 아닌 자율신경조절과 면역까지 담당하는 뇌의 시상하부가 망가지면서 2차적 파괴가 일어난다.

그런가 하면 과로 또한 면역력 파괴의 강력한 주범이다. 본래 인간의 몸은 해가 뜨는 시간에 교감신경 우위 상태가 되고, 밤이 되면 부교감신경 우위 상태가 되어 잠이 들게 된다. 즉 낮에는 충실했던 면역 시스템도 밤이 되면 휴식을 취한다. 따라서 밤샘 등을 자주 할 경우 자율신경 균형이 무너져 면역 균형 상태도 무너지게 된다.

- 잘못된 식습관에서 벗어나라

음식을 통해 우리 몸에 들어오는 여러 음식물들은 신경과 호르몬의 활동을 돕거나 저하시키고, 백혈구를 증가시키거나 감소시킨다.

예를 들어 단백질, 특히 필수아미노산이 결핍되면 우리 몸의 면역기관인 흉선이나 림프계를 감소시켜 면역력이 약화된다. 또한 면역 기능에 필요한 여러 가지 비타민과 무기질 섭취가 부족해도 면역 기능이 떨어진다.

반면 지방 섭취는 줄이고 섬유질이 풍부한 음식을 섭취

하는 것은 아주 좋다. 더욱이 식이섬유는 농약처럼 우리 몸에 불필요한 이물질이나 과산화지질을 흡착해 변과 함께 배출하는 효과도 있다. 나아가 발효식품도 식재료 고유의 영양소 외에 미생물 자체가 지닌 영양소와 유효성분이 함유되어 특히 장내 면역성을 증강시킨다. 따라서 무엇을 먹느냐는 중요한 문제이며, 무엇을 어떻게 먹느냐에 따라 우리 몸이 변한다는 사실을 기억해야 한다.

- 몸을 따뜻하게 하라

우리 인체 온도는 일정하게 유지되어야 한다. 면역력도 마찬가지다. 면역계의 군대라고 할 수 있는 백혈구 소화 시스템은 체온에 큰 영향을 받는 만큼, 체온이 1도만 내려가도 치명적인 손상을 입게 된다.

현재 우리는 지나치게 차가운 생활환경에 익숙해져 있다. 여름이면 에어컨을 틀고 냉장고에서 언제든지 찬 물을 마실 수 있다. 하지만 이 같은 차가운 생활환경은 결과적으로 면역력을 떨어뜨리는 강력한 원인이 되는데 바로 장내 환경의 변화 때문이다. 우리의 장기, 그 중에서도 대장은 면역 시스템에서 가장 규모가 큰 장기이다. 대장은 식도와 위와 소장을 통과한 음식물이나 이물질이 마지막으로 도달하는 곳으로, 우리 몸 전체의 면역 세포 중에 무려 30%가 이 장관에 자리 잡고 있기 때문이다. 그리고 여기에서는 우리가 먹은 음식물의 각종 세균과 바이러스, 독소 등을 배출하고 유용한 영양분은 흡수하는 중요한 작용을 한다. 이처럼 대장은 면역 시스템에서 가장 중요한 역할과 더불어 신진대사를 관장하는 에너지원 전체를 담당하므로, 혹자는 '인간은 장(腸)으로 만들어졌다'고 표현하기도 한다.

따라서 면역력을 높이려면, 장의 소화와 흡수력을 정상으로 유지하는 것이 무엇보다 중요하다. 예를 들어 찬물을 다량 마실 경우 우리의 장은 차가워지게 된다. 이때 뇌신경 세포와 장 세포의 면역 시스템이 원활히 작용하지 못하면서 다량의 바이러스 감염이 생겨나고, 이로 인해 장의 근육과 신경의 미토콘드리아가 죽어버리게 된다.

이런 면에서 평소에 몸이 쉽게 차가워지는 사람은 항상 몸을 따뜻하게 하고 한기가 들지 않게 주의해야 한다. 소화가 안 되거나 갑작스러운 경직 등을 느낄 때는 헤어드라이기 등으로 온풍을 쐬는 것도 좋은 방법이다.

- 항생제 남용에서 벗어나라

아파트에 갇혀 자란 아이들보다는 자연에서 흙을 만지고 노는 아이들이 면역력이 훨씬 강하다. 흙을 만지며 흙속의 여러 세균과 접촉하면서 그 세균에 대해 면역력이 생긴 덕분이다. 즉 인체는 세균을 무조건 적대시하기보다는 함께 어울리며 일정한 면역력을 키울 수 있다.

그러나 문제는 항생제의 남용이다. 많은 이들이 상비약처럼 서랍에 다양한 항생제를 두고 복용하는데, 세균과 친밀해지는 과정에서 항생제가 꾸준하게 끼어들면 결과적으로 우리 몸의 면역력을 약화시키는 결과를 낳게 된다.

항생제는 우리 몸에 들어오면 이런 싸움 자체 막아 세균 접촉 기회를 애초에 차단함으로서 면역력을 약하게 만드는 것이다.

게다가 질병을 유발하는 나쁜 세균만 없애는 것이 아니라 좋은 세균과 정상세포까지 모두 죽여버리는 것도 문제다. 즉 항생제의 남용은 필연적으로 면역력 저하로 이어질 수밖에 없으며, 이렇게 면역력이 저하되면 질병이 더 쉽게 발생하므로 더 강한 항생제를 필요로 하게 된다.

그런가 하면 세균의 내성 또한 문제다. 항생제를 계속 사용하면 체내에는 그 항생제에 내성이 생긴 새로운 세균이 변종을 거듭해 보다 심한 감염을 일으키는 균교대증으로 발전하게 된다. 평소에 항생제를 과용한 이들이 내성균 때문에 정작 항생제를 꼭 써야 하는 위급한 상황에는 효과를 보지 못하게 되는 것도 이 때문이다.

그렇다면 이처럼 면역력을 공격하는 다양한 유해환경 속에서 스스로의 면역력에 주의를 기울일 방법은 없는 것일까? 다음 장에서는 생활 속에서 면역력을 높일 수 있는 다양한 수칙들을 살펴보자.

3) 면역력을 높이는 7가지 생활습관법

앞서도 설명했듯이 자연의학은 단순히 치료에서 끝나는 게 아니라 생활 속에서 연장되는 치료다. 면역력을 높이는 일도 마찬가지다. 면역력이라는 것은 주사 한 방으로 상승되는 것이 아닌 만큼 면역력 증강을 도모하고자 한다면 가장 먼저 생활습관을 바로잡아야 한다.

실로 대체의학을 시행하는 의사들은 생활습관이 건강하면 치료도 약도 필요 없다고 말할 정도이다. 그중에서도 우리가 쉽게 간과하기 쉬운 사소한 습관들이 의외로 우리의 면역력에 중요하게 관계하는 경우가 있다. 그중에는 호흡법과 음식을 씹는 법, 수면 습관 등이 포함되어 있다. 평소에는 무심하게 넘어갔던 이 사소한 습관들만 잘 개선해도 우리 몸의 세포는 젊음을 되찾고, 동시에 면역력도 높아지게 된다.

1. 코로 호흡한다

어떤 경우에도 입으로 호흡하지 않는다. 코는 정화와 가습 기능을 통해 공기 중에 떠다니는 먼지나 세균이 우리 몸으로 들어오는 것을 막고 인체를 보호한다. 그런데 입으로 숨을 쉴 경우 이 정화 기능을 거치지 않은 공기를 유입하는 것과 같다.

현재 우리가 살고 있는 곳은 자동차의 배기가스와 공장에서 나오는 유황산화물 등의 매연이나 분진 따위로 대기가 오염되어 있는 만큼 코로 숨 쉬는 것으로 최소한의 방어를 유지해야 한다.

2. 양쪽으로 잘 씹어서 먹는다

우리가 살아 있는 동안에는 호흡과 씹는 동작을 통해두 개골 전체가 골수 조혈을 한다. 그래서 나이가 들어 잘 씹을 수 없게 되면, 뇌세포가 제대로 호흡을 하지 못하게 되어 치매에 걸릴 수가 있다. 올바르게 잘 씹는 습관이 이루어내는 조혈은 우리 신체가 활성화하는 데 매우 중요한 역할을 한다.

3. 똑바로 누워서 잔다

인간은 직립해서 중력에 저항하며 생활하는 동물인 이상, 그로 인해 소비되는 에너지를 보충해야만 하는데 그러기 위해서는 뼈가 휴식을 취해야 한다.

누운 상태로 충분한 수면을 통해 뇌신경의 활동을 작동 정지 상태로 만들어, 부신과 뇌하수체의 기능을 강화하는 것이 뼈 휴식의 기본이다.

입 호흡과 중력의 과잉으로 인해 피로가 쌓이게 되면, 장내 세균으로 인한 감염이 일어나 부신피질 호르몬이 결핍되고, 그로 인해 백혈구의 소화력이 약해진다.

백혈구는 림프구와 그 밖의 유주세포가 모여서 자신의 미토콘드리아의 에너지 대사를 통해서 세균이나 독성물질을 소화한다. 따라서 백혈구의 소화력이 떨어지면 세균에 감염되거나 독성물질에 쉽게 중독될 수 있다.

4. 차가운 음식물을 먹거나 마시지 않는다

미토콘드리아에 의한 신진대사에 반드시 필요한 것은 영양, 보온, 산소, 뼈의 휴식, 수면이다. 더불어 특히 중요한 것이 장내 환경을 정비하는 것이다.

그 이유는 신진대사를 관장하는 에너지원 전체가 장에 의존하고 있기 때문이다.

따라서 면역력을 높이려면 호흡을 바르게 해서 장의 소화와 흡수력을 정상으로 유지하는 것이 중요하다. 그러기 위해서는 폭음과 폭식을 삼가고, 위장을 차지 않게 하며, 물이나 술을 지나치게 많이 마시지 않는 것이 좋다.

5. 규칙적으로 가벼운 운동을 하고 긴장을 푼다

깊은 호흡과 긴장 이완을 통해 혈액순환을 원활하게 함으로써 자율신경의 하나인 부교감신경을 활성화한다. 자율신경세포의 신진대사는 심장에 부담이 없는 수면 중이나 뼈가 휴식하는 동안에만 이루어진다.

부교감신경 우위 상태가 되기 위해서는 복식호흡이나 좌선, 기공이나 태극권처럼 깊은 호흡을 동반하고 전신을 완만하고 부드럽게 해주는 운동이 좋다.

6. 햇볕을 충분히 쬔다

우리의 체온이 일정하게 유지되는 것은 더울 때는 땀을 내고 추울 때는 신체의 근육을 떨게 하여 외부 기온과 체내 상태가 균형을 이루기 때문이다.

따라서 어두운 방에 틀어박힌 채 태양 에너지, 즉 햇볕을 쬐는 시간이 부족하거나 장시간 에어컨에 의존하면, 신진대사의 기능이 저하되고 체온이 제대로 조절되지 않아 면역력이 떨어진다.

7. 몸과 마음에 온화한 에너지를 받아들인다

최근 들어 부모와 자식 사이의 스킨십이나 대화가 심신의 건강 상태에 영향을 미친다는 사실이 밝혀졌다. 이러한 애정이나 감정 등도 생명 에너지로 이해한다면 그 메커니즘이 좀 더 명쾌해질 것이다.

우리의 의식도 세포의 상태가 안정되어 있을 때는 정신 상태가 좋지만, 에너지 대사 활동이 나빠지면 당연히 정신적으로 불안정한 증상이 나타난다.

4) 자연의 순리에 따라 면역력을 살려야 한다

- 자연의 선물, 음식물에 주목해야 한다

최근 다양한 면역요법들이 각광을 받고 있다.

특히 식습관을 중심으로 한 영양요법이 대중적으로 활용되고 있는데, 영양요법이란 영양과 면역체계와의 상관관계를 연구하여 우리의 면역체계에 이로운 영양이 무엇인지를 설명하고 이를 통해 자가면역을 높여 질병 치료를 도모하는 이론으로, 현대인의 불균형한 식생활이 면역 체계를 약화시키고 나아가 질병을 키운다는 문제의식에서 시작되었다.

아무리 현대 의학으로 치료해도 완치될 수 없는 일부 난치병과 심각한 질병들의 원인이 잘못된 영양 섭취에 있다는 것이다.

실제로 우리는 지금껏 우리가 섭취하는 음식에 대해 깊은 관심을 기울여오지 않았다. 그리고 이런 무관심한 식생활이 불러온 결과는 처참할 정도이다.

한 통계에 의하면 매년, 700만 명 정도의 사람들이 암으

48

로 사망하고, 매년 100만 명 정도가 암으로 발병하고 있다. 이는 30초마다 누군가가 암에 걸리고 55초 마다 누군가 암으로 사망한다는 의미이다.

또한 심장병으로는 1600만 명이 사망하고 있고, 당뇨병으로는 1억 7700만 명이 고생하고 있다. 이런 추세대로 2030년에 이르면, 현재 보다 2배 많은 당뇨병 환자가 발생할 것이다.

안타까운 것은 부모들이 근본적인 생활습관과 식습관을 개선하지 않으면 어린이들도 앞으로 점차 성인병에 걸리는 비율이 높아질 것이라는 점이다.

- 약과 병원을 끊고도 건강한 사람들

미국 뉴욕내과외과대학 교수 알론조 클라크 박사의 말은 의미심장하다. 그는 "우리가 쓰는 치료약은 모두가 독이며 따라서 한 번 먹을 때마다 환자의 활력을 떨어뜨린다. 병을 낫게 하려는 의사들의 열성이 도리어 심한 해를 입히고 있는 것이다.

자연에 맡기면 저절로 회복될 것으로 믿어지는 많은 사

람들을 서둘러 묘지로 보내고 있다"고 분개한 바 있다.

뿐만 아니라 런던 성마리아병원의 패트릭 피에트로니 박사도 현대의학의 암치료법에 관해 "의사들의 암치료법은 마치 유리창에 앉은 파리를 쇠망치로 때려잡는 것과 같다. 파리를 잡는 일에는 성공할지 모르지만 유리창은 어떻게 되겠는가"라며 자연의 섭리에 따를 것을 강조했다. 현대의학을 배우고 신봉해 왔던 의학자들의 입을 통해 이러한 폭탄선언이 터져나온 것이다.

나아가 미국의 퍼시 의원은 "푼자 지방 등 장수촌에는 암이나 심장병이 없다. 또 오늘날 미국에 흔한 질병들도 없다"고 말했다. 그는 그 원인을 그들이 먹는 음식물과 미국인이 먹는 음식물과의 차이에서 발견하였고, 그 자신도 오래 전부터 식생활을 바꾸었으며, 또한 그것을 동료의원들에게 자랑하고 있다.

그는 "10년 전부터 식생활을 바꾸었더니 몸도 항상 상쾌하고 체중도 10년 전과 같다. ……우리나라의 의료조직은 죽음을 막는 것에만 역점을 두어 온 반면 건강을 유지하고 증진시키는 일은 등한히 해 왔는데 이것은 매우 잘못된 것이다."라고 말한 바 있다.

- 자연을 이용한 다양한 요법들을 만나보자

실제로 한 연구에 의하면, 영양학적으로 우수한 음식의 섭취와 운동이 암 환자의 30%, 심장병 환자의 80%, 당뇨병 환자의 90%를 예방해 준다는 보고가 있다.

이처럼 우리 몸의 질병의 근원을 단순한 몇 가지 요인으로 해석하기보다는 전반적인 우리 몸의 영양 상태, 나아가 생활 습관 전체가 불러오는 면역 체계의 문제로 인식하고 그 대처법 또한 생활 속에서 이루어져야 한다.

그런 의미에서 자연의학에서 시도하고 있는 다양한 요법들은 주목해볼 만하다. 아주 오랜 고대로부터 전해 내려온 아유르베다와 같은 마사지 향기 요법, 동양 자연의학의 진수라고 할 수 있는 침술요법은 물론, 정확한 데이터와 규칙에 따라 이루어지는 단식과 해독 요법 등 현재 약을 쓰거나 수술을 받지 않고도 질병을 치료하고 면역력을 증강하는 다양한 요법들이 각광을 받고 있다.

이런 요법들의 특징은 불필요한 화학 처치를 시도하지 않고 심신을 함께 다스린다는 점에서, 무리한 방식을 강요해 체력을 고갈시키는 현대의학의 처치와는 현저히 다르다는 점이다. 강도 높은 치료만이 질병을 치유하는 길이라고 믿는 이들도 적지 않으나, 현재 이런 자연요법을 이용한 다양한 치료들이 난치성 질병을 겪고 있는 이들에게 큰 희망이 되고 있는 것이 사실이다.

다음 장에서는 자연치유를 통해 질병을 치료하고 생활을 다스리는 다양한 자연요법의 종류들을 살펴보도록 하자.

3장 자연치유 요법, 무엇이 있는가?

　자연 치유를 통한 자연치유법은 나날이 성장을 거듭해왔다. 초반에는 검증되지 않은 '민간요법'이라고 폄하되던 이 요법들이 현재는 과학적 임상데이터를 확보함으로써 많은 환자들의 희망이 되고 있다.

　지금부터 살펴 볼 자연치유법들은 가장 잘 알려진 것들이며, 이 외에도 수많은 자연치유법이 이용되고 있다.

1) 해독요법

　우리 주변에는 언제나 독성 물질의 위협이 도사리고 있다. 다양한 오염과 화학제재는 물론 식품첨가물 등 다양한 요인들 때문에 우리 몸에는 시간이 갈수록 독성물질이 쌓이게 된다. 해독요법은 이처럼 생활 속에서 인체에 쌓인 독성물질과 노폐물을 배출시켜 질병을 치료하고 예방하는 대체의학의 일종이다.

　본래적으로 인체에 유입된 독성물질은 신장과 간·오줌·대변·호흡 등으로 자연스럽게 배출되도록 되어 있다. 하지만 화학물질이 증가하고 각종 중금속, 술과 담배 등이 만연한 상황에서 독성물질을 인체 혼자서 자연스럽게 배출하기에는 한계가 있고, 이 독성물질이 인체에 쌓이면 면역 기능과 호르몬 기능이 저하되고 신경 및 정신질환·암 등 여러 가지 증상이 야기된다.

　해독요법은 디톡스라고도 불리는데 절식요법과 식이요법·장요법(腸療法)·비타민C요법·발열요법(發熱療法) 등 다양한 방법이 사용된다.

2) 아로마 요법

　사람에게 이로운 식물에서 추출한 정유 물질을 사용한 치료법으로서, 특별한 효능이 있는 식물의 꽃이나 잎, 줄기, 열매, 뿌리 등에서 추출한 에센셜 오일 형태로 이용하는 것이다. 허브가 가공되지 않은 상태 그대로 사용된다면, 아로마는 허브를 채취해 사용하기 편리하도록 가공한 상태라고 할 수 있다.

이 에센셜 오일을 이용한 향기치료를 아로마테라피(aroma therapy)라고 하는데, 고대로부터 사용되었으며 오늘날에는 대체의학의 일부로 널리 이용되고 있다. 나아가 의료뿐 아니라 여성의 미용을 위한 화장품이나 방향제, 식품, 제약 등 다양한 분야에도 아로마테라피 바람이 거세다.

3) 약초요법

약초요법은 자연에서 나온 약초를 이용해 인체의 자연치유력을 증대시키는 치료법이다. 인류는 오랜 옛날부터 약초요법을 사용해왔으며, 약초요법은 화학적인 약과는 달리 부작용이 전혀 없다는 점에서 안전한 요법이다. 최근 약초요법은 식이요법과 더불어 가장 중요한 자연요법의 하나로 이용되고 있다.

방법은 인체의 상태나 병증에 따라 다양한 약초를 사용

하는 식인데, 기본적으로 약초는 체질을 바꿔주고 피를 맑게 하며 통증을 억제하며, 부패를 방지해 항경련성 및 항염증성을 지닌다는 공통된 성질을 가진다. 또한 강장효과를 지니며 해열작용과 진정작용, 배변과 이뇨를 돕는 성질도 있어서 다양한 치료에 적절히 사용하면 좋은 예후를 확인할 수 있다.

4) 식이요법

식이요법은 질병 치료를 목적으로 식사를 조절하는 의료법을 뜻하며 식사요법이라고도 한다. 다양한 질병 중에 특히 당뇨병 · 신질환 · 위장질환 · 간질환 등에 적극적으로 사용되는데, 방식은 의사의 지시에 따라 정상 식사를 수정하는 방식으로 이로워진다.

이처럼 식이요법을 잘 활용하면 소화 · 영양흡수가 좋아지고 지속적으로 유지하면 병증을 호전시킬 수 있다.

식이요법에 쓰이는 음식으로는 당질보다 단백질이 풍부한 음식이 좋다. 단백질의 경우 당질보다 천천히 가수분해

되기 때문이다. 또한 고체음식이 액체음식보다 천천히 소화된다는 점에서 선호된다.

5) 영양요법

영양처방 또는 식사요법이라고도 하며 식이요법과도 관련이 깊다. 병중에 따라서, 때로는 인스턴트식품의 남용과 불규칙한 식생활 습관에 의하여 부분적으로 부족해진 영양소를 보충하는 방식으로 이루어지며, 각각의 상황에 따라 다양한 방법이 있을 수 있다.

예를 들어 담배를 많이 피우는 경우에는 비타민 C와 비타민 E · β카로틴을 일반인보다 많이 섭취하도록 하는 것도 영양요법이다. 술을 많이 마시는 경우에는 비타민 B1과 마그네슘을 더 많이 섭취하면 된다.

임산부의 경우에는 태아 발육을 위해 폴산을, 갱년기 여성은 골다공증을 방지하기 위해 칼슘과 비타민 D를 많이 섭취하도록 하는 식으로 부족한 영양소를 공급해 병중을 완화하고 건강을 증진시킨다.

6) 온열요법

전도열이나 복사열을 이용해 체온을 올려 자연치유력을 극대화하는 요법이다. 전도열을 이용하는 것으로는 모래 · 온욕 · 파라핀욕 · 열기욕 · 증기욕 등이 있으며, 방사열을 이용하는 것으로는 전광욕 · 자외선요법 · 고주파요법 등이 있다. 온열요법은 말초혈액순환을 개선하고 신진대사를 촉진하며, 진통, 근육 긴장을 저하시키는 작용이 있다. 관절 류머티즘 · 신경통 · 근육통, 각종 만성염증, 피로회복 등에 사용된다.

7) 단식요법

절식요법이라고도 한다. 위장질환 수술 후에 보호요법 · 식이요법의 일종으로서 단기간 적용되는 경우가 있고, 민간요법으로서는 병을 다스리는 목적으로 이용되며, 일반적인 건강법으로서도 매우 권장되고 있다.

단식 기간은 병 종류 · 연령 · 체질 등에 따라 다르지만 1

차적으로 10일 전후가 알맞다. 단식이 끝나고 회복기에 들어가면 마무리 단식으로 섭취 음식의 양과 질을 차차 늘리고 높이는 보식기간(補食期間)을 두게 된다. 또한 단식 시작 전에도 준비 기간을 두고 예비단식 기간을 가지는 등의 필수적인 과정을 거쳐야 한다.

단식은 혼자서는 쉽지 않은 만큼 전문의와 단식전문가의 지도를 받고 지시에 따르는 것이 좋다.

8) 수지요법

흔히 침술이라 불리며, 손에서 371개의 치료점과 상응부위와 5지에 자극을 주어서 전신의 질병을 예방 · 관리 · 치료하는 요법이다. 수지침은 1971~1975년에 걸쳐 유태우(柳泰佑)박사가 개발한 것으로 최근에는 침 자극 외의 여러 기구들을 함께 사용하기 때문에 '수지요법' 이라고도 부른다. 수지침은 안전한 손 부위에만 약한 자극을 주어 치료하므로 고통과 부작용이 없고, 효과가 우수하며, 배우기도 쉬워서 스스로 질병을 치료할 수 있다는 장점이 있다.

수지침의 이용 범위는 광대하다. 치과 마취수술 시, 후유증 처치, 마취 후유증 처치와 방사선 치료시의 탈모방지, 침샘 손상방지에도 이용되며, 자궁수술 후의 회복, 무통분만, 자궁질환의 예방과 치료, 불임증 치료, 각종 수술 후유증 처치에도 이용된다.

또한 성장호르몬의 촉진자극, 자궁발육부전, 불감증 치료, 성욕회복 치료, 소아성기발육 부전, 미용치료, 비만증 치료, 신체의 자세균형조절, 알코올 중독, 니코틴 중독, 약물중독, 만성피로증후군 등의 해소, 원기 · 저항력증진, 피로의 예방과 처치 등에도 이용된다.

9) 항산화요법

1991년 존스홉킨스 대학의 의학부는 "지구상 인류가 앓고 있는 질병은 총 3만6천 가지인데 이 모든 질병들의 원인은 활성산소다."라고 발표한 바 있다.

활성산소는 인체 노화의 주범인 유해산소로서 체내에서 불완전 연소된 산소 찌꺼기인데, 이것이 과도하게 형성되면 세포를 공격해 세포가 찌그러지고 변형되어 암세포로 발전되거나 독소를 만들어내게 된다.

이 활성산소가 발생하는 요인에는 내인성 요인과 외인성 요인 두 가지가 있다. 내인성 요인은 잘못된 식습관에서 발생하는 활성산소다. 한 예로 과식을 자주 하거나 식사 시간이 불규칙할 경우, 화학조미료나 첨가물이 많은 음식을 섭취할 경우 소화 과정과 해독 작용이 과도해 더 많은 활성산소가 발생하게 된다.

두 번째는 외인성 요인이다. 이는 말 그대로 외부로부터 발생되는 활성산소로서, 지나친 운동이나 흡연, 나아가 매연에서 배출되는 배기가스와 미세먼지에 의해서도 발생한다. 하지만 다행히도 우리 몸에는 이 활성산소를 해독해주는 항산화 물질들이 분비되고, 이 물질이 충분히 만들어지는 동안에는 건강할 수 있다.

하지만 잘못된 식습관과 노화가 오래 진행되면 이 물질의 생성 능력이 저하되게 되면서 활성산소에 대한 억제력이 약해지게 된다. 따라서 현대인들은 이 부족한 항산화 물질을 다양한 식품으로부터 섭취하는 일이 반드시 필요한데, 최근 항산화를 위한 다양한 식사요법과 영양요법이 노화를 막는다는 연구결과들이 속속 등장하고 있다.

항산화 물질이 풍부한 식품은 대표적으로 야채와 과일을 들 수 있는데, 그 중에서도 가장 항산화 성분 함량이 많은 과채류는 블랙베리의 한 종류인 아로니아다.

아로니아에 다량 함유된 안토시아닌인 시아닌과 폴리페놀, 카테킨 등의 성분은 프리래디칼을 신속하게 제거하고 발암물질과 산화물질을 중화시키거나 배출시킨다.

최근 아로니아를 통한 영양요법이 많은 이들에게 각광받고 있는 것도 이 같은 아로니아의 항산화 기능이 생체나이를 낮추고 수명을 연장시키는 데 도움을 주기 때문이다.

10) 효소요법

인체에 부족한 효소를 이용해 질병을 치료예방하는 대체의학의 일종이다. 효소는 인체의 모든 화학적 반응에 관여하면서 탄수화물과 단백질·지질 등을 분해하고 소화시키는 작용을 한다. 이런 효소가 부족해지면 인체가 필요로 하는 영양소들을 제대로 얻기 어려워 여러 질환이 발생할 수 있다.

효소요법은 효소를 별도로 보충하는 치료법인데, 식물효소법과 췌장효소법으로 나눈다. 식물효소법은 신선한 과일과 채소·견과류 등을 골고루 섭취해 인체에 효소를 공급하는 것으로 1920년대에 에드워드 호웰이 처음 시도했다.

췌장효소법은 췌장 내 효소를 사용하여 소화와 관련된 질환들의 치료를 돕는 방법으로 1902년에 영국의 발생학자 존 비어드가 췌장 추출물을 암환자의 종양에 주사하여 치료에 성공한 후 본격적으로 이용되었다.

4장 내 몸을 살리는 자연치유에 대한 궁금점

1) 암, 자연치유력으로 고칠 수 있을까?

암은 고치기 힘든 난치병으로 알려져 있다. 실로 우리가 가장 두려워하는 질병은 역시 사망 원인 1위로 불리는 암이다. 암에 걸리면 통증에 시달리다 결국에는 쇠약해져 목숨을 잃게 된다. 실제로 암 환자를 돌봐본 사람은 그 처참한 모습에 "암만큼은 걸리고 싶지 않다."고 말할 정도이다.

그러나 암 역시 무리한 생활로 인한 면역력 저하에서 발생한다는 점을 이해한다면 그렇게 두렵지만은 않을 것이다. 암은 교감신경의 긴장이나 부교감신경의 과잉 우위 상태가 계속되어 정상적인 균형이 깨지면서 정교한 생체 방어 시스템에 이상이 생겨 발생한다. 이때 자율신경의 균형을 깨는 근본적 원인은 신체의 적응 능력을 지나치게 뛰어넘은 무리한 생활방식이다. 그러나 암 환자의 70~80%는 무리한 생활

64

방식, 즉 교감신경 긴장 상태에서 병이 발생하는 반면, 나머지 20~30%는 반대로 지나치게 안정적인 부교감신경 우위 때문에 암에 걸린다.

일단 교감신경이 긴장하면 백혈구 중 과립구가 증가해 대량의 활성산소를 방출함으로써 조직이 파괴된다. 반대로 암세포를 제거하는 림프구는 부족해져 노폐물을 배출시키는 혈류가 감소해 암 발생을 억제할 수 없게 된다. 이에 비해 부교감신경 우위 상태에서는 림프구는 증가하지만, 부교감신경이 지나치게 강하면 혈류가 감소하고 체온이 내려가 림프구가 풍부해도 제 기능을 발휘하지 못해 암세포가 증식한다.

이는 대부분 무리한 생활방식에서 비롯되는데 따라서 암에 걸렸더라도 '매일 밤 따뜻한 욕조 안에 몸을 담그기', '한 시간 일찍 자기', '매일 아침 30분씩 일찍 일어나 산책하기'처럼 작은 생활습관들을 실천해 나가는 것이 중요하다. 이렇게 조금씩 자율신경의 부담을 줄여 균형을 이루다 보면, 자연히 백혈구 속 림프구가 증가해 암세포의 활동을 억제하게 되기 때문이다. 이 단계를 이른바 암과의 공존 상태라고 부르는데, 인간은 암세포가 단단하게 뭉친 덩어리

조차 축소하고 소멸시킬 수 있는 면역력을 지니고 있다는 점을 기억해야 한다.

2) 자기면역질병, 자연치유력으로 고칠 수 있을까?

자기면역질병이란 면역계의 이상으로 발생하는 질병이다. 근무력증, 크론씨병, 다발성 경화증 등이 있는데, 이 질병들은 면역계를 이루는 세포들이 자기 세포를 적으로 착각해서 공격하면서 생겨난다.

현대의학에서는 이를 대증요법으로 치료하게 되는데 사실상 이는 치료라기보다는 '증상 지연'에 불과하다. 반면 대체치료에서는 섭생과 단식, 침과 뜸 같은 물리요법, 건강식품 섭취 등으로 치료를 하게 되는데 건강식품으로 효소를 대량 투여한 결과 좋은 사례를 보인 경우가 많다.

한 예로 미주 지역의 선진국에서 진행한 연구 결과, 효소요법을 시행할 경우 잘못된 면역체계를 붕괴시키며 일시적으로 증상이 악화되지만 결과적으로 독소를 배출하면서 본래의 면역체계를 찾아가도록 돕는 것으로 밝혀졌다.

3) 관절염과 요통, 자연치유력으로 고칠 수 있을까?

관절염과 요통 등은 단순히 관절이 아파서 생기는 질병이 아니다. 자칫 소화불량이 극심하게 진행될 경우에도 이로 인해 생겨난 문제가 전신으로 파고들면서 관절염과 요통을 불러오기도 한다. 아미노산으로 분해되지 않은 질소 잔류물이 장내에서 부패를 일으켜 산화물질을 만들어내고 이것이 전신에 퍼져 몸에 통증을 일으키는 근수축을 불러오는 것이다.

류머티스도 비슷한 기전으로 발생하는 경우가 많은데 이때 식이요법과 더불어 과일과 야채 섭식을 늘릴 경우 혈액의 독소가 중화되고 소화가 원활해져 장내 부패가 줄어들면서 통증이 사라지게 된다.

4) 두통, 자연치유력으로 고칠 수 있을까?

두통은 여러 요인이 있지만 그중에서도 오염된 혈액으로 인한 장내의 오염 때문에 발생하는 경우가 많다. 장이 오염되면 가스가 차고 내압이 증가하게 되는데 이것이 전신으로 퍼지면서 두통을 불러오는 것이다. 두통 환자의 경우 두통만 있는 것이 아니라 어깨 결림, 식욕부진, 트림, 변비 등이 함께 나타나는 것도 이 때문이다.

이런 증상이 있을 때 장의 독소를 배출하고 혈액의 오염을 막으면, 이로 인한 전신 통증, 나아가 두통을 다스릴 수 있다. 독소 배출에 효과적인 효소요법, 단식요법 등을 사용하면 좋은 효과를 볼 수 있다.

5) 위장장애, 자연치유력으로 고칠 수 있을까?

위장장애에는 복부팽만, 트림, 설사, 위장 불편, 위통, 구취 모두가 포함되는데, 이 모두가 근본적으로 위장에서 생겨난 장애가 병증으로 나타난 경우다.

위염과 위궤양의 원인에 스트레스가 관여한다는 점은 익히 알려진 사실이다. 때문에 과거에는 이 질병들의 치료에 심리적 안정을 우선시 했다. 그러나 최근 이 부분을 간과하며 병의 원인을 위산이나 헬리코박터파일로리 균으로 돌려

제산제나 항생제를 이용하는 치료가 만연하고 있다.

하지만 '백혈구의 자율신경지배의 법칙'에 기초해 볼 때 위염과 위궤양은 필연적으로 스트레스가 불러오는 질병이다. 스트레스는 교감신경을 긴장시키고 혈액 속에 과립구를 증가시킨다. 그리고 이처럼 과잉 증가한 과립구는 위의 점막에 모여 활성산소를 방출해 조직을 파괴한다.

이때 위장이 몸 안의 영양소들을 신속하게 분해해 체내의 독소를 손쉽게 배출하도록 도와주는 효소요법과 더불어 영양요법이 도움이 된다. 효소가 풍부한 음식들을 많이 섭취하고 철저한 섭생법을 지키면서 휴식을 취하면 스트레스에 의한 교감신경 우위 상태가 잦아들면서 자연스럽게 치유되기 때문이다. 또 하나 명치 밑에 보온 팩을 대고 위를 따뜻하게 하면, 위장 혈류가 집중적으로 증가되어 치유도 그만큼 빨라지게 된다.

6) 천식과 알레르기, 자연치유력으로 고칠 수 있을까?

흔히 천식을 기관과 폐의 병이라고만 생각하지만, 자세

히 들여다보면 장 오염과도 큰 관련이 있다. 대부분 설탕이나 고단백 음식 입자가 혈액 속으로 흡수되어 면역 체계가 이를 적으로 간주하고 공격함으로써 알레르기성 장 질병이 야기되는 것이다.

이는 일반적인 스테로이드 요법만으로는 절대로 고칠 수 없다. 장 질병과 관련이 많은 만큼 대장 속의 숙변을 제거하고 장내 부패를 막아주는 단식요법을 적절히 실시하면 놀랄 만큼 좋아지는 경우를 흔치 않게 볼 수 있다.

나아가 호흡을 코로 하느냐 입으로 하느냐도 중요하다. 입 호흡은 얕은 호흡이라 교감신경 우위 상태를 만들어 숙면을 취하기가 힘들다. 또한 림프구가 모이는 면역기관의 하나인 목의 편도에도 세균이 쉽게 침투해 면역 과잉반응이 일어난데, 이 때문에 발생하는 병이 바로 알레르기 질환이다. 실제로 천식, 아토피 피부염, 화분증 환자를 관찰하면 모두 입 호흡을 확인할 수 있다.

이런 경우 입 호흡을 코 호흡으로 되돌리는 것만으로도 증상이 가벼워진다. 또한 코가 막혔다 해도 의식적으로 코 호흡을 하면 찬 공기가 코 점막을 자극해 혈관이 수축하면서 붓기가 가라앉아 편안해진다.

7) 당뇨병, 자연치유력으로 고칠 수 있을까?

당뇨병 역시 장내의 부패가 큰 원인이다. 현대인은 포식의 시대를 살아가며, 소화흡수력을 훨씬 뛰어넘는 과다 영양섭취 결과 숙변이 발생하기 쉽다. 숙변이란 소화 흡수되지 못하고 장에 남은 음식물 찌꺼기가 장의 벽 표면이나 융털 사이에 달라붙은 것을 말한다. 이 숙변은 림프구와 장내 세균으로 구성되는 장의 방어시스템을 저해해 음식물 속의 유해물질이나 독소가 쉽사리 체내로 침투하게 된다. 이것이 현대인이 안고 있는 만성질환의 구조이자 단식이 필요한 이유다. 실제로 암, 당뇨병, 간염, 교원병을 비롯한 만성질환 대부분이 단식을 통해 개선된 수많은 사례들이 있다. 아울러 단식은 숙변의 배설이라는 또 다른 효과를 가져온다. 이 경우 당뇨병에 치명적인 고단백·고지방 식품을 멀리하고, 과일과 야채를 많이 섭취하면서 장내 부패를 막는 효소를 충분히 먹어주며 좋은 효과를 볼 수 있다. 다만 이때 대증치료의 화학약제인 혈당강하제를 중지해야 우리 몸도 자기 힘으로 당뇨를 극복할 수 있다는 점을 기억해야 한다.

8) 백혈병, 자연치유력으로 고칠 수 있을까?

골수는 뼈 내부를 가득 메운 조직으로서 림프구 외에도 적혈구, 백혈구, 혈소판을 만들어낸다. 그런데 골수 세포가 감소해 혈구세포를 충분히 생산해 내지 못하면 재생불능성 빈혈, 골수에 암세포와 유사한 이형세포가 증가해 악성화 되면 백혈병이 된다.

사실 골수 질환은 어린이에게 많이 나타나는데, 최근 청소년들에게도 잘 발병한다. 이는 다양한 이유가 있겠지만 수험생활과 과보호로 인한 지나친 심리적 나약함도 그 원인이다. 실로 심적으로 약한 아이는 근력이 약하고 혈류도 쉽게 정체된다. 특히 이럴 경우 골수나 비장이 아프기 쉬운데, 이 두 기관에 혈류가 풍부하기 때문이다. 시험 등 견디기 힘든 스트레스에 직면하면 혈류가 감소하는데, 그 결과 체내에서 혈류가 풍부한 골수나 비장이 가장 먼저 손상되어 정상적인 기능을 상실하게 되는 것이다.

그러나 유감스럽게도 현대의학은 스트레스라는 진짜 원인을 무시한 채 약물로만 증상을 억제하려 든다. 나아가 골수 질환은 약물 치료에서 나아가 골수 이식이라는 혹독한 치료를 거쳐야 한다. 물론 증상이 심각할 때 일시적으로는 약물대증요법도 필요하지만, 당한 시기가 되면 반드시 약물 치료를 중단해야 한다.

그러기 위해서는 먼저 냉정하게 자신의 미래를 생각해 보고 목표와 현실의 차이를 구체적으로 검토해야 한다. 심리적인 스트레스 요인을 찾아내고 수험이나 부모님의 기대를 넘어서 자신이 원하는 삶을 찾아내려는 의지력, 나아가 이를 북돋아주는 다양한 자연치료를 병행하면 훨씬 좋은 효과를 얻을 수 있다.

5장 자연치유로 병을 극복한 사람들

자기면역질병을 약 없이 고쳤습니다

나이 : 41세   성별 : 여   병명 : 간질성 폐렴

저는 자연치유를 받기 전 1년간 간질성 폐렴을 앓아왔습니다. 이른바 교원병이라고 불리는 자기면역질병의 일종이라고 하는데, 증세가 심한 편이라 평소 출근하는 길에 계단 몇 개만 올라도 숨을 쉬기가 어렵고, 날이 추워지면서 병이 더욱 악화되어 회사에 병가를 내야 할 정도였습니다. 또한 혈액 순환도 잘 안 되어서 겨울에 화장실에서 찬물로 손을 씻으면 손가락이 떨어져 나가는 기분이 들 정도로 차가웠습니다.

자기면역질병이라는 게 워낙 까다로운 난치병이라는 이야기를 들었고, 병원을 가보니 역시나 딱히 치료할 방법이 없다면서 스테로이드제 치료를 권해주었습니다. 분명히 생활에 방해 받을 정도로 힘이 든데 딱히 치료할 방법이 없다는 이야기를 들으니 답답하기 그지없었습니다.

하지만 상황이 어쩔 수 없는 탓에 스테로이드제 주사와 약을 상시적으로 처방 받고 복용하였지만, 병세는 딱히 나아진 것이 없었습니다. 왜냐하면 주사를 맞고 약을 먹을 때는 조금 잠잠하다가도 바쁜 생활 속에서 약이 다 떨어져도 병원을 가지 못해 복용을 멈추면 또 다시 증세가 심해졌기 때문입니다.

게다가 수북이 쌓이는 약 봉지를 보면 내가 평생 저 약을 계속 달고 살아야 하나 불안하고 슬픈 마음마저 들었습니다. 그러던 와중 아는 분의 도움으로 자연의학으로 병을 치료하는 자연의원을 찾게 되었습니다.

놀라운 것은 자연의원에서는 저의 병을 초조감과 불안에서 비롯되었다고 진단했다는 점입니다. 실제로 저는 결혼 전부터 무역업 쪽에 종사해온 커리어우먼으로 결혼 후에도 능력을 인정 받으며 열심히 일해왔습니다.

그 와중 회사에서 받은 큰 수주를 팀으로 이끄는 리더 역을 하게 되면서 작년부터는 하루도 노심초사하지 않는 날이 없었습니다.

자연의원에서는 저와 상담을 마친 후, 극심한 스트레스가 T림프구의 면역력을 떨어뜨려 병을 일으켰다고 판단하고 즉시 치유에 들어갔습니다.

그런데 실로 놀라운 일이 벌어졌습니다. 온열요법과 침술요법을 의원에서 실행하고, 집에 돌아가서는 스스로 식사를 조절하는 식사요법을 실행하며 아침에 간단히 체조라는 처방을 받은 것뿐인데 불과 3개월 만에 좋은 결과가 나타났습니다. 여전히 숨이 가쁘긴 했지만 이 정도면 검사를 해봐도 괜찮겠다는 의원의 말씀에 검사를 해보았더니 백혈구의 수치가 이전에 비해 거의 정상 수치가 나올 정도로 높아진 것입니다.

자연치유를 받고 1년 후인 지금 저는 무리 없이 직장 생활을 진행할 정도로 건강이 회복되었습니다. 부담스러웠던 팀장 자리를 내놓고 꾸준히 치유를 받은 결과입니다. 이제는 폐활량도 정상으로 돌아왔고 무엇보다도 겨울인데도 추위를 타지 않게 되었습니다.

사실 많은 분들이 건강을 잃고 나서야 그 소중함을 알게 되는 경우가 많은데, 많은 분들에게 건강을 잃기 전에 스스로를 아끼고 돌보며 자연과 가까운 삶을 살아가시라고 진심으로 권하고 싶습니다.

영양요법과 침술요법만으로도 건강해질 수 있다!

나이 : 26세   성별 : 여   증상 : 악성 빈혈

저는 대학을 늦게 졸업한 탓에 26살이 되어서 취업 준비를 시작했습니다. 그간 외모에 불만이 있었던 것은 아닌데, 취업 준비를 시작하고 면접에서 여러 번 낙방하면서 심리적으로 불안해지기 시작했습니다. 무언가 내 외모가 좋은 인상을 주지 못한다는 느낌이 들었기 때문입니다.

165센티미터에 60킬로그램을 좀 넘는 저는 사실 뚱뚱한 편은 아니었지만 조금 더 날씬해지고 싶은 마음에 무턱대고 다이어트를 시작했습니다. 처음에는 식욕을 참기 힘들었지만 2주 정도 지나니 그런대로 참을 만해졌습니다. 그런데 문제는 그 다음 달에 있을 취업과 면접을 준비하면서 마음이 급해진 나머지 무리하게 굶기 시작한 것입니다.

살은 빠지기 시작했고, 그 덕분인지 좋은 회사에도 입사할 수 있게 되었습니다. 그런데 그렇게 한 달 정도가 지나면서부터 커다란 문제가 생겼습니다. 시도 때도 없이 졸리는 것은 물론 자리에서 일어서면서 의자를 쓰러뜨릴 정도로 심한 악성 빈혈에 걸린 것입니다. 다급한 마음에 병원 치료를 받았지만, 무리한 다이어트가 원인이라며 링겔과 철분제를 권해준 것이 다였습니다.

이후 다시 음식을 제때 먹기 시작했는데 이상하게도 빈혈이 여전했고, 결국 자연치유로 심한 두통을 고친 사촌 오빠의 권유로 자연의원을 찾게 되었습니다.

그런데 자연의원의 소견은 좀 달랐습니다. 빈혈에 걸렸을 때 나른함과 졸음이 함께 왔냐고 묻기에 그렇다고 했더니 심리적 안정을 담당하는 부교감신경이 감작스레 우위 상태가 되어 빈혈이 생겼다는 것이었습니다. 이는 취업을 하고 난 뒤에 자연스레 심한 압박감에서 벗어나면서 부교감 신경이 우위 상태에 놓인 것이랍니다.

혈액 속의 적혈구는 산소 소비량에 따라 많아졌다가 적어졌다고 하는데, 자율신경이 활동적인 교감신경 우위 상태에서는 산소 소비량이 많아지기 때문에 적혈구가 증가하지만, 반대로 평온한 부교감신경 우위 상태일 때는 소비하는 산소량이 저하되면서 적혈구도 감소한다는 것입니다.

처음에는 반신반의했고 철분제를 끊으라는 말에도 깜짝 놀랐지만 의심도 잠시였습니다. 병원에서는 오히려 규칙적이고 영양가 높은 식사로 빈혈을 치유하는 영양요법을 권했고, 더불어 침술요법을 함께 치료받았습니다.

지금 저는 아무 문제없이 건강한 상태를 유지하고 있습니다. 갑자기 정신이 아득해지고 졸음이 오는 증상도 깨끗하게 사라졌습니다. 나아가 오히려 이번 기회로 내 몸에 대해 더 잘 알고 조심하게 되었으니, 말 그대로 전화위복이라고 해도 과언이 아닐 것입니다.

아로마테라피와 식이요법으로 마음의 장애를 극복하다

연령 : 21세   성별 : 남   증상 : 과민 반응

안녕하세요. 저는 올해 대학에 입학해 대학생이 된 청년입니다. 불과 3년 전만 해도 제가 대학에 갈 수 있으리라고는 생각도 하지 못했기 때문에 제게 주어진 한 순간 한 순간을 최선을 다해서 살아내려고 노력하고 있습니다.

저는 중학교 때까지는 성적을 상위권으로 유지하다가 고등학교에 들어서면서 갑자기 성적이 곤두박질 쳤습니다. 사실상 공부를 안 한 것도 있지만, 그렇다고 공부를 하기 싫어서는 아니었습니다.

어느 날부터 아무리 책을 읽어보려고 해도 집중을 할 수 없었고, 툭 하면 짜증이 나서 친구들이나 가족들과도 원만한 관계를 유지할 수 없었습니다. 저 자신조차도 제가 왜 이렇게 예민한지 알 수 없었고, 가족들도 그저 사춘기려니 생각하고 넘어가는 분위기였습니다.

그러던 와중 어머니께서 잘 아시는 분이 집에 놀러오셨다가 냉장고 안을 보고는 "이 과자랑 음료수는 누가 다 먹

는 거예요?"라고 물었다고 합니다. 그래서 수험생인 아들이 지속적으로 과자와 음료수를 먹어야 공부에 집중이 잘 된다고 했다고 답하니 제 상황에 대해 이것저것 몇 가지를 물으셨다고 합니다.

얼마 뒤 저는 어머니와 어머니 친구 분을 따라 자연의학으로 치료하는 의원을 찾게 되었습니다. 거기서 몇 가지 심리 검사를 진행했는데 신기하게도 의사 선생님은 어려움 없이 제 증상을 열거하셨습니다. 집중력이 떨어지고, 작은 말에도 상처를 입는 과민 반응, 가끔 주체할 수 없는 분노 등을 느끼지 않느냐고 말씀하신 것입니다.

사실 제가 생각해도 이해할 수 없는 반응들이었기 때문에 선생님이 직접 제 반응을 말씀하시자 놀라지 않을 수 없었습니다. 그런데 이어진 선생님의 말씀으로는 그 원인이 제 식습관에 있다고 했습니다.

저는 부모님이 맞벌이를 하셨기 때문에 인스턴트 음식은 물론 청량음료와 과자 같은 음식들을 친숙하게 먹어왔습니다. 그렇게 15년 이상을 길들여지면서 학교에서도 도시락을 먹는 대신 매점에서 청량음료와 과자로 점심을 먹기도 했습니다. 의사 선생님의 말씀으로는 이처럼 과도한 당분

섭취는 평균 혈당을 높이고, 반대로 과자나 음료, 단 것을 섭취하지 못해 저혈당이 되면 심신이 불안해지는 증상이 나타난다고 했습니다. 실제로 저는 집 냉장고에 음료수나 과자가 떨어지면 어머니에게 짜증을 부릴 때가 많았는데, 몸이 나른하고 집중력이 떨어질 때 콜라나 과자를 먹으면 훨씬 기운이 났기 때문입니다.

이후 어머니도 제 식습관의 문제를 깨달으셨고, 의사 선생님은 저를 위해 곡물 중심의 식생활로 제 식단을 짜주셨습니다. 또한 당분간은 힘들겠지만 학교에서도 과자나 음료수의 양의 최대한 줄일 것을 권하셨습니다. 정 참기 힘들거나 다시 짜증이 날 때 사용할 수 있는 아로마 요법도 가르쳐주셨습니다. 이후 저는 정기적으로 자연의원을 다니면서 식습관을 점검 받고 아로마 요법과 수지침 요법을 동시에 처방 받았습니다.

물론 오랫동안 지속해온 식습관을 한 순간에 바꾸기는 어려웠습니다. 하지만 가장 고통스러웠던 처음 3개월을 지내고 나자 단 음식을 절제하는 습관도 어느 정도 자리가 잡혔습니다. 게다가 놀라운 것은 식습관을 바꾼 이후로 스스로도 이해할 수 없었던 짜증이 가라앉기 시작했다는 점입니다.

이후 저는 공부에 한결 편하게 집중할 수 있었고, 비록 재수를 하긴 했으나 원하는 대학과 학과를 선택할 수 있었습니다. 또한 대학에 간 이후 성격도 많이 바뀌어서 과의 대표를 맡아 많은 친구들과 즐거운 시간을 보내고 있습니다.

만일 문제가 커졌던 그때, 그 원인을 알지 못하고 생활을 바꾸지 않았더라면 제 삶은 지금과는 달랐을 것입니다. 앞으로도 저는 제가 경험한 놀라운 자연치료의 힘을 잘 기억하고 살아갈 생각입니다.

단식요법만으로도 몸이 가벼워진다

나이 : 52세   성별 : 남   증상 : 당뇨병

저는 지난 4년간 당뇨를 앓아온 당뇨 환자입니다. 지속적으로 인슐린 약과 주사를 처방받아왔고 평소 심한 피로와 무기력증에 시달려왔습니다. 그러다가 인슐린에만 의지하는 삶이 싫어 찾게 된 단식의원에서 반가운 소식을 들었습니다. 식이요법과 단식요법만으로도 지금보다 훨씬 좋은 상태를 유지할 수 있다는 것입니다.

우리의 대부분은 자기 소화흡수력을 훨씬 뛰어넘는 과다영양섭취를 하게 되고, 그 결과 숙변이 쌓이는데, 이 숙변이 장의 방어 시스템을 떨어뜨려 만성질환에 걸린다는 말이었습니다.

단식의원에서는 암, 당뇨병을 비롯한 만성질환 대부분이 단식을 통해 개선된 수많은 사례들이 있다고 말했고, 저역시 믿어보자는 마음에 권유대로 인슐린을 끊고 자연식과 단식요법을 하기로 결심했습니다. 하지만 제가 꾸준히 직장을 나가야 하는 터라 장기단식은 용이하지가 않았고

식이요법과 더불어 반일단식을 하기로 결정했습니다.

단식이란 결국 숙변의 배설을 통해 건강을 증진시키는 것인데, 더 중요한 것은 평상시 숙변이 쌓이지 않도록 지속적으로 배설을 촉진해 나가는 일이라고 합니다. 즉 반일단식은 무리하지 않은 선에서 단식을 생활 속에서 꾸준히 해 나가는 방식입니다.

음식물이 입으로 들어와 소화흡수를 거친 다음 변으로 배설되기까지는 통틀어 18시간 정도가 걸린다고 합니다. 즉 하루 3번 식사를 하게 될 경우 우리 장기는 쉴 틈이 없습니다. 반일단식은 하루 24시간 중에 12~15시간 동안 음식을 먹지 않음으로써 장에게 휴식을 주는 것입니다.

반일단식은 여러 방법이 있지만 가장 쉬운 방법은 아침식사를 거르는 것입니다. 아침을 먹는 것을 무엇보다도 중시 하는 우리 음식 문화에서 이는 다소 의아했지만, 설명을 들으니 이해가 갔습니다. 전날 저녁 8시에 식사를 하고 다음날 아침에는 음식물을 섭취하지 않은 채 정오에 점심식사를 하면 우리 장기는 총 16시간 동안 휴식을 취할 수 있게 됩니다. 나아가 아무것도 먹지 않는 것이 힘들다면 소량의 과일이나 야채주스 한 컵 정도를 마시는 것이 도움이 된다고 했습니다.

　그렇게 식이요법과 반일단식을 시작한 지 8개월, 당 수치가 거의 정상으로 돌아온 것은 물론 그토록 저를 괴롭혔던 피로와 무기력증도 씻은 듯이 나았습니다. 당뇨병을 흔히 불치의 병, 난치병이라고 하지만 지속적인 생활습관만으로도 증상을 억제하는 것이 충분히 가능합니다. 당뇨에 걸리신 많은 분들이 저의 글을 읽고 희망을 가지셨으면 하는 바람으로 이 글을 씁니다.

자율신경 조절로 아토피를 치유하다

나이 : 4세   성별 : 남자   증상 : 아토피

저는 겨우 두 살도 안 된 아들의 아토피 때문에 힘든 나날을 보냈습니다. 처음에 병원에서 알레르기 검사를 한 결과 높은 수치가 나왔고, 다양한 음식물들에도 알레르기 반응이 심했습니다. 뿐만 아니라 흔히 아토피에서 나타나는 피부발진은 물론, 가려움이 심할 때는 아이가 잠을 자지 못하고 밤새 울기도 했습니다. 아직 제대로 걷지도 못할 정도로 어린 아이가 고통 받는 모습을 보는 것은 말 그대로 가슴이 찢어지는 고통이었습니다.

병원에서 권해준 치료는 스테로이드 제재를 통한 항알레르기 치료였습니다. 달리 방법이 없었기에 계속해서 약을 사용했는데 실로 약을 사용할 때는 몸의 발진이 사라지고 가려움증도 약해지는 듯했습니다.

하지만 그것도 잠시, 이런 증상을 가라앉히는 약이라면 얼마나 강한 약일까 하는 생각, 내성이 생기면 이 약도 듣지 않게 될 텐데 하는 생각, 근본적으로 원인을 알아 치료하지 않으면 병이 더 심해지거나 번질 수 있으리라는 생각에 자연치료에 대해 알아보기 시작했습니다.

결국 저는 약을 끊고 증상이 더 심해져 볼까지 벌겋게 부풀어 오른 아이를 안고 자연의원을 찾았습니다. 의원에서 가장 먼저 처방한 것은 손발톱 뿌리 부위를 침으로 자극하는 침술요법이었습니다. 이 방법으로 자율신경의 균형을 찾아주면서 안정감을 담당하는 부교감신경을 활성화시키는 것이라 했습니다. 침술치료를 받고 난 그날, 아이는 오랜만에 깊은 잠에 빠져들었습니다. 그간의 고통에 보상이라도 받으려는 듯이 깊은 숨을 쉬며 자는 아이를 보면서 앞으로 긴 치료가 되더라도 반드시 아토피를 고치겠다고 마음 먹었습니다.

이후 저는 의원의 처방에 따라 철저한 자연식단을 고수했고, 아이의 면역력을 길러주기 위해 아이를 안고 자주 뒷산으로 산책을 다녔습니다. 그렇게 생활을 바꾸자 아이가 달라졌습니다. 가려움증과 진물과 습진이 한결 나아진 것은 물론 2년이 지난 지금, 우리 아이는 건강하게 잘 웃고 잘 자는 집안의 귀염둥이가 되었습니다.

앞으로도 철저한 자연식과 자연친화적인 생활, 침술치료

는 계속될 것입니다. 제 아이가 힘든 시기를 지나고 건강하
게 성장할 수 있도록 도와준 자연의학에 믿음과 감사를 보
내며 글을 마치려 합니다.

자연치유요법,
병든 몸을 치유하는 최상의 건강법이다

무병장수는 누구나 가지는 꿈입니다. 하지만 막상 그 꿈을 현실에서 실현하는 사람은 그다지 많지 않습니다. 오래전 불로초를 찾아 헤맸던 진시황 역시 자신의 젊음을 불멸로 유지할 수 없었습니다.

하지만 이제 우리는 무리한 도전으로 질병을 치료하기보다는 평소의 올바른 생활습관, 건강한 식단 등으로 질병을 미리 예방하는 예방의학에 관심을 두어야 합니다. 인간의 몸속에 숨어있는 자연치유력은 그 어떤 약과 수술보다도 강력하며, 이 자연치유력을 깨우는 것이 바로 자연의학입니다.

이 책은 바로 건강의 비결인 자연치유와 면역 작용에 대한 핵심적 개괄을 다룸으로써 여러분들에게 활력과 건강을 되찾아드리기 위해 쓰여졌습니다.

많은 분들이 이 책을 통해 더 건강하고 활기찬 삶을 이어가시기를 바랍니다.

MEMO

※ 내 몸을 살린다 시리즈는 계속 출간됩니다.

건강이 보이는 건강 지혜를 한권의 책 속에서 찾아보자!

도서구입 및 문의 : 대표전화 0505-627-9784